Manual del medicoblasto inteligente

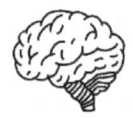

Dr. Mijail Alejandro Tapia Moreno

Copyright © 2020 Mijail Alejandro Tapia Moreno

Todos los derechos reservados.

ISBN: 9798625430593

DEDICATORIA

Dedicado a María Luisa, Rosendo, Viridiana, Giovanni y Fernanda, por hacer de mí el hombre que soy hoy. A Hitomi, Darwin, Melanie, Halley, Dalí, Kiara, Mathilda, Bosé, Cleopatra y Malaika por ser unos maravillosos seres llenos de amor.

CONTENIDO

	Introducción	1
1	¿Por qué quiero ser medico?	3
2	10 características del buen estudiante de medicina	5
3	¿Qué hacer en mis primeros días de la facultad?	9
4	¿Cuál es el mejor libro para estudiar?	13
5	¿Cómo hacer apuntes en la carrera?	15
6	¿Cómo hacer una sesión de estudio efectiva?	19
7	10 tips para memorizar más fácilmente	21
8	Técnicas avanzadas de memorización	25
9	¿Después de estudiar qué sigue? (autoevaluación)	33
10	Estrategias para responder exámenes	37
11	Curriculum vitae	41
12	Tipos de profesores en la facultad y hospital	43
13	Los diferentes estadios evolutivos del medico	47
14	Carta de despedida	49
	Anexos	51

AGRADECIMIENTOS

A todos mis seguidores a lo largo del mundo de habla hispana que me motivan a diario a continuar con esta labor educativa que inició hace casi 4 años con un médico pesante grabando un video sobre apendicitis con su celular. Además de agradecimientos especiales a Keren, Oscar, Alejandra y Paulina por ayudarme a la lectura de prueba de este manual.

INTRODUCCIÓN
¿QUIERES SER MÉDICO, HIJO MÍO?

Esta es una pregunta que el mismísimo Esculapio, dios de la medicina y curación, le hiciera a su hijo (presuntamente) hace miles de años. Y aunque parezca mentira, sigue vigente. Antes que todo tenemos que saber qué queremos ser y cómo llegaremos a ser eso.

En esta larguísima odisea se encontrará con un mar de dudas, lágrimas, incertidumbre y desvelos. Este viaje no se encuentra únicamente lleno de cosas negativas, también se encontrará con grandísimas satisfacciones y un don que siempre se ha asociado con el de la divinidad, el curar.

Para este viaje necesitará herramientas simples, pero no tan fáciles de conseguir: constancia, tolerancia, disciplina, dedicación y un poco de humor también, pues si no, será difícil enfrentarse a los retos del médico promedio y a un día de altibajos donde puedes en diferentes momentos de un mismo día atestiguar dos caras de una misma moneda, la vida y la muerte. Dice el famoso patólogo Robbins que *"La única forma cierta de evitar el cáncer es no nacer..."* así pues, la única forma de no perder nunca un paciente o cometer un error será no ser médico, no deje pues, que estas transparentes verdades le desanimen de ser médico, la intención de ellas es la diametralmente opuesta, la de motivarlo y despertar en usted esa necesaria llama de lucha que esperemos nunca se apague durante toda su carrera.

Pretendo que esta obra le sea útil tanto a estudiantes como a profesionales de la salud graduados, sin embargo, lo imagino como un excelente regalo para aquel que quiere estudiar medicina o alguna carrera afín.

Debido a esta ambición abordaremos aspectos útiles en todos los estadios de evolución del médico.

Este manual es un regalo de quien antes que usted comenzó este largo camino, así que, compañero, permítame otorgarle algunos consejos que seguramente le serán útiles. Cuando fui estudiante, hacia el pleistoceno, siempre tuve la inquietud de ayudar a los por una u otra razón tambaleaban con los exámenes, para esto daba asesorías, fui profesor adjunto, e incluso, me animé a hacer videos en internet, sin embargo, siempre he pensado en la

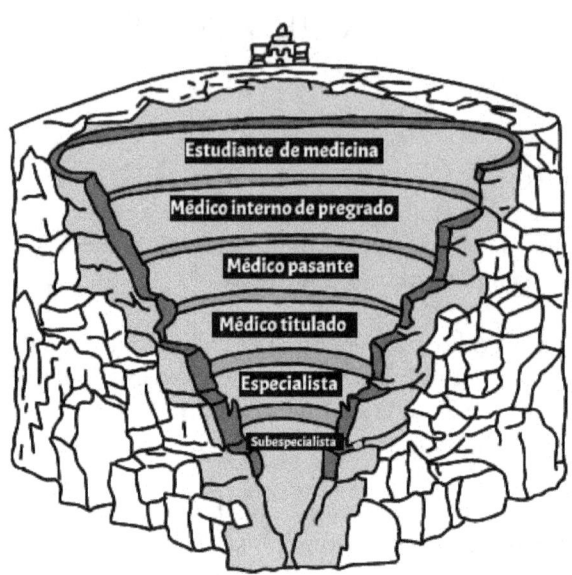

palabra escrita como la mejor manera de hacer llegar un mensaje y por ello es que ahora estableceremos este vínculo entre las páginas. Espero me permita ser su guía en estas aguas, y que más que como un Caronte que le guíe a través del Estigia, piense en mí como un Virgilio o Beatríz, que le guiará a través de esta "divina comedia" que es la medicina.

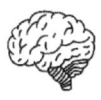

1
¿POR QUÉ QUIERO SER MÉDICO?

Antes que nada, es necesario establecer si usted quiere ser médico y para esto suelo hacer siempre la misma pregunta a mis estudiantes ¿por qué quiere ser médico? ¿es acaso por una labor altruista? ¿quiere usted gran prestigio? ¿quiere usted ser millonario? ¿es un adepto de la biología y la fisiología?

Estas denotan solo algunas respuestas que he recibido y no hay realmente ninguna que sea inherentemente mala o buena, ni mejor o peor. En mi opinión lo que hace a un gran médico es la motivación, evidentemente hay más ingredientes que hacen al gran médico, pero de eso hablaremos más adelante, así que retomemos el punto. La motivación para ser médico será, especialmente cuando las cosas se pongan difíciles, ese hilo conductor que le permitirá continuar y sacar lo mejor de sí en situaciones complejas, las cuales créame se encontrará con gran frecuencia.

Una vez que usted encuentre eso que lo motive, cultívelo y cada poco vuelva a hacerse esta pregunta ¿Por qué quiero ser médico? Tal vez se pregunte usted, ¿para qué estar con la letanía cada cierto tiempo? la razón es simple, esta razón no es inamovible, de hecho, muy probablemente cambiará o se agrandará, conforme usted y sus prioridades profesionales y personales cambien, seguramente evolucionará esa motivación, y en ocasiones recordaremos con cariño a esa primera motivación, son verdaderamente pocos aquellos que cumplirán el arquetipo del estudiante futuro cardiotoconeurocirujano pediatra…

Existen algunas características que le volverán un excelente estudiante de medicina y, en el futuro, un excelente médico, seguramente ya cuenta con alguna de ellas o incluso todas, en este caso ¡felicidades! tiene todos los ingredientes y solo le hace falta seguir por esa senda.
En caso de que como todos los demás mortales tenga puntos fuertes y puntos flacos, le sugiero encarecidamente trabajar en sus puntos flacos, esto le volverá un médico más integral.

MANUAL DEL MEDICOBLASTO INTELIGENTE

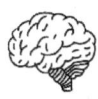

2
10 CARACTERÍSTICAS DEL *BUEN* ESTUDIANTE DE MEDICINA

1. Es curioso
Aunque parezca frívolo, es una característica particular de la gran mayoría de los médicos, el porqué es una de estas preguntas poco originales que nos hacemos todos y felizmente nos involucramos con una disciplina cuyo corpus de conocimiento está en constante crecimiento, por lo cual es factible que eventualmente nos encontremos con la respuesta de ese primer porqué, pero, es también muy probable que se encuentre con otros 20 porqués, recuerde siempre con gran paciencia el viejo adagio de Hipócrates "ars longa, vita brevis" (el arte es largo [de aprender], la vida es corta [de vivir ¿?]).

2. Es inquisitivo
Y no, no hago apología aquí a ningún tribunal, a lo que me refiero más bien, es que, ante todo, un estudiante de medicina tiene que ser un escéptico y siempre cuestionar, sin lujo de violencia, el origen de toda afirmación. Esa ansia de conocer la verdad le llevará siempre a profundizar más y más el conocimiento y a no conformarse con explicaciones tautológicas del orden de esto es así porque no es de otra forma, esta cualidad le permitirá ser un excelente científico, otra de las posibles ocupaciones del médico, que les pido no desestimar a priori.

3. Es disciplinado
Seguramente habrá escuchado más de una vez el trillado "la medicina es una carrera de resistencia, no de velocidad", y temo decirte que hay algo de verdadero en ello. Esto distingue a un buen estudiante de uno excelente, pues el conocimiento en medicina es acumulativo y nadie aprende medicina en un día. Es mucho más efectivo, y lógicamente posible, leer diario por un mes 1 hora diaria que intentar leer 30 horas seguidas en un día ¿no cree? Una de las mayores muestras de buena disciplina es el crear una rutina de estudio, ejercicio y esparcimiento que permita distribuir las horas de una manera equitativa y razonable, eso aumentará de manera increíble su calidad

de vida, créame.

4. Es metódico
El método es el modo sistemático de hacer algo para llegar a una meta determinada y al igual que el que repite mil veces un error esperando resultados diferentes deberíamos de tener esa metodología, con la pequeña distinción de repetir aciertos. Uno de estos puede ser la metodología de estudio: leer, resumir, evaluar y releer. Si esto le funciona con la materia de anatomía, no debería de haber razón alguna para que no le funcione con cualquier otra, tal vez en ocasiones requiera un paso extra (como dibujar), la mejor manera de generar estos pasos es haciendo ensayos de prueba y error con su propio estudio y hacer, precisamente, de esto un método.

5. Es equilibrado
Un buen médico se compone de una gran cantidad de conocimientos de diferentes materias, esto lo vuelve un médico general. Partiendo de esta idea, es necesario tener conocimientos, dentro de un margen razonable, equivalentes de cada materia y especialidad médica. Esta idea del equilibrio sin embargo trasciende aspectos más generales de la vida misma. NO permita que la medicina se vuelva su sine qua non, procure mantener sus hobbies, relaciones personales y un estilo de vida saludable, la medicina siempre estará ahí, pero otros aspectos pueden provocar arrepentimientos ulteriores, recuerde siempre la frase famosa de Letamendi "el que solo sabe de medicina, ni de medicina sabe".

6. Es autodidacta
La universidad es muy distinta a la preparatoria o bachillerato en muchos aspectos, sin embargo, uno de los más importantes es el hecho de que el docente no se preocupará personalmente de su conocimiento, ni le llevará de la mano, ni perderá un minuto de sueño por tener un alumno más reprobado. Por este motivo, es saludable y necesario desarrollar la habilidad de enseñarse a sí mismo y de tener un gran criterio para saber qué leer y de dónde leerlo. También es necesario que se quite ese chip de que es suficiente con estudiar un día antes del examen (o virtualmente no hacerlo) para sacar una buena nota, a menos que usted cuente con una memoria eidética como la del Dr. Sheldon Cooper, le sugiero lea más y lea antes, Roma no se hizo en un día y anatomía no se aprendió en una noche.

7. Es abnegado
Menciono esto con el justo equilibrio que mencionamos antes, ayudar a los demás es increíble, pero no debemos de perdernos a nosotros (o lo que nos es importante) en el proceso. Esta cualidad se refiere a anteponer nuestros

deseos en beneficio de alguien más. Ese alguien más es su futuro paciente, quien sin duda se beneficiará de que usted estudie y conozca el funcionamiento de, digamos, el paracetamol. Por lo tanto, es mejor estudiar con una motivación práctica del conocimiento, estudie por el paciente y el obtener una excelente calificación será solo un resultado colateral de lo primero. Hay pocas satisfacciones tan grandes como el ayudar a una persona a recuperar la salud, nunca lo olvide.

8. Es autocrítico

Una cualidad que podríamos encontrarnos en cualquier profesión pero que en medicina es especialmente necesaria. Es útil que uno siempre sea su acérrimo crítico, con la justa medida de todo, esto nos lleva a comprender y aceptar nuestros errores, pero sin excedernos en la crítica. Un examen reprobado no le vuelve el peor estudiante de la historia, así como un 10 no le vuelve el mejor médico que existirá. Disfrute sus victorias y aprenda de sus errores.

9. Es perseverante

El hecho de estar en una carrera de resistencia se relaciona necesariamente con tener una gran perseverancia. No dejarnos caer por una mala nota, una mala guardia o incluso un mal mes. Todos tenemos altibajos en la vida y lo que nos define más que cómo triunfamos es cómo nos levantamos. Estudie diario, descanse diario y diviértase diario. Un punto importante es que no está solo en este viaje, siempre es una buena idea hablar con un compañero acerca de lo que nos aqueja pues no habrá nadie que entienda mejor que él por lo que pasamos. No vea en los demás a su competencia, pues su único competidor, lo saluda a veces con ojeras del otro lado del espejo.

10. Es empático

Dejo para el final una de las características más importantes de un excelente médico. El ponernos en los zapatos del otro nos ayudará a entender sus circunstancias y lo que, en ocasiones, los lleva a no tener el debido cuidado de su salud. No podremos siempre resolver todos los problemas que aquejan a un paciente, a veces el paciente necesita más Platón y menos Prozac, las palabras también tienen un valor terapéutico, nunca lo olvide.

3
¿QUÉ HACER EN MIS PRIMEROS DÍAS EN LA FACULTAD?

Ha ocurrido. Logró acreditar su examen de ingreso con las notas adecuadas. Se ha comprado ya su set de batas blancas. Ha comprado los textos básicos de sus primeras materias de medicina. Ha visto todas las temporadas de Grey´s Anatomy.

¿qué debería de hacer ahora? ~~Nunca pensé que llegaría tan lejos~~...

Evidentemente no existen recetas de cocina para esto, empero me gustaría hacerle algunas recomendaciones ahora que camina por las baldosas que han pisado tantas mentes brillantes antes.

Pida o consiga un plano de su facultad y universidad
Es imperativo que conozca este nuevo territorio, no hay una peor sensación que ir llegando tarde a una clase y que para acrecentar esa sensación, se encuentre con que no tiene ni la más remota idea de dónde es, y sus imberbes compañeros se encuentren en la misma situación. Prepárese de antemano y que sus retrasos o ausencias sean producto de su propia volición y no de un laberinto que haría sonrojar al minotauro.

Revise su horario e intente aprovechar las horas muertas
A diferencia del bachillerato, ahora tendrá tiempo muerto entre clases, mucha gente lo utilizará de diferentes maneras. Yo le sugiero utilizarlo para estudiar, comer o ejercitarse. Si bien existen variaciones, es un hecho aceptado que en general la gente aprende mejor en las mañanas, por lo tanto, aproveche ese tiempo para estudiar y deje la noche dentro de lo posible para descansar. Entendiendo que es recomendable estudiar diario al menos una hora, seguro le será posible meter esa hora dentro de su estadía en la facultad y NO dejarla para la madrugada. Esta estructura le evitará caer en las garras de uno de los peores enemigos de la productividad, la procrastinación.

Establezca un método de toma de notas
Aquí entra primordialmente la preferencia personal, si bien tendremos un

capítulo dedicado a la toma de apuntes, de inicio es importante que usted decida si optará por el uso de medios electrónicos para la toma de apuntes (computadora, tablet o grabadora) o si lo hará a la vieja usanza con mano y papel. Sea cual sea su preferencia le recomiendo encarecidamente hacerse de un buen medio para tomar apuntes, esto quiere decir, una buena libreta o una laptop con un teclado funcional. La legibilidad será, y no por nada nuestra letra es legendaria, un enemigo que le seguirá durante toda la carrera, por lo que personalmente le recomiendo el uso de medios electrónicos. Además, recuerde no se trata de apuntar el 100% de lo que diga su docente, sino de captar las ideas centrales e importantes.

No se inscriba a materias extras de inicio
No me malentienda, es muy importante el acrecentar el conocimiento y tomar materias optativas. Sin embargo, al ser usted un medicoblasto en ciernes, es muy probable que en los primeros días no sea usted capaz de determinar si podrá o no con X cantidad de materias y de trabajo. El sobreestimarse es una receta eficaz para el desastre, por lo cual mi recomendación es que durante su primer semestre tome las materias indicadas únicamente y posteriormente tendrá al menos 7 semestres más para inscribirse en todas las materias y actividades extracurriculares que guste. Ahora que, si usted ya está decidido a meterse a "temas selectos de cirugía" en primer semestre, hágalo, pero procure que solo sea una materia, ya me lo agradecerá en su primera ronda de exámenes parciales.

Socialice con sus compañeros
Aprenda esto desde un inicio, sus compañeros no son su competencia. Aunque la competencia como aliciente para estudiar más no es mala, no debería ser su único motivante. Sus compañeros son literalmente sus futuros colegas, así que es importante (y créame que lo sé pues yo no lo hice en un inicio) tener con quien desahogarnos, con quien divertirnos y también, si le gusta esta modalidad, con quien estudiar. No es el objetivo el convertirse en una monedita de oro, pero no se cierre puertas, todos lo sabemos, las mejores amistades surgen de un "a mí antes que caías mal".

Disfrute la vida universitaria
Un gran médico dijo alguna vez que no debe de prolongar su felicidad como estudiante pensando que todo será mejor en el futuro, es muy probable que no lo sea y que siempre recuerde con cariño sus años de estudiante, por lo tanto ¡viva esos años y diviértase! Porque la vida adulta viene subiendo peldaños poco a poco y aunque estudiamos una de las carreras que más tarde sale del lecho paterno, eventualmente llega ese momento de ocuparnos de nosotros mismos y muchas veces más pronto de lo que quisiéramos. No se quede con hubieras, pudieras ni ojalás. Ahora,

dicho todo esto, ocúpese de lo principal a lo que se va a una universidad, aprender.

Estos son solo algunos consejos que harán de sus primeros días en la facultad un proceso mucho más gradual y ligero. Disfrute estos primeros días en los que comenzará a conocer el maravilloso mundo del cuerpo humano, seguramente tendrá su primer contacto con algunos conceptos como aponeurosis, alosterismo o endomisio; no se asuste, como mencioné antes esos mismos pasillos de la facultad los transitaron antes sus docentes y, le aseguro, estaban igual o más asustados que usted. Todo lleva su tiempo y si ellos pudieron ¿por qué usted no podría? Ah, y un consejo más, no olvide quitarse la bata saliendo de la facultad…

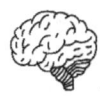

4
¿CUÁL ES EL MEJOR LIBRO PARA ESTUDIAR?

Esta es una pregunta clásica que recibo en redes sociales, tengo videos y artículos al respecto y la respuesta es sencilla: NO hay una bibliografía absolutamente mejor que otra, el mejor libro para usted lo decide, precisamente, usted.

De inicio me gustaría exponerle algunos puntos que le ayudarán a encontrar más rápidamente ese libro ideal. Y partiendo de esto ayudarle a decidir qué libro le resultará más útil a largo plazo.

1. Es un libro al cual tiene fácil acceso

Este punto se resuelve casi siempre en la biblioteca de su facultad, su libro ideal debería de ser un libro al cual pueda acceder fácilmente, ya sea porque lo haya comprado o porque existen suficientes ejemplares en la biblioteca para casi siempre poder acceder a él. Entendiendo esto, no le será útil un libro que puede leer una vez al mes.

2. Es un libro que usted entiende

El abordaje de un tema muchas veces depende de su autor, este decide la organización de ideas, el léxico y la bibliografía de base a utilizar.

Existen textos medulares de cada materia y especialidad, pongamos de ejemplo a Anatomía:

1) Gray
2) Moore
3) Tortora
4) Sobotta
5) Netter
6) Quiroz

Estos libros pueden no ser evidentes de inicio, por eso siempre es importante que el primer día de cada materia que usted curse en la facultad se de a la tarea de preguntar a su docente el libro o lista de libros en los que se basa su curso pero ALTO, el que ese sea el libro preferido del docente no quiere decir que sea el mejor libro para usted, por ello le recomiendo leer algunas páginas de cada libro y valorar cuál le gusta más, cuál tiene una redacción que le parezca más entendible, y después si le es posible sería ideal comprar este libro, sin embargo siempre está la biblioteca de su facultad en caso de que no le sea posible.

3. Es un libro vigente
Es importante que ese libro que usted elija tenga ediciones relativamente recientes, pues a pesar de que el cuerpo humano no ha cambiado en este siglo, el conocimiento sobre él sí que lo ha hecho. De esta forma un libro de 1930 podría no ser la mejor fuente para leer un tema de genética, hay materias en las cuales se puede ser más laxo como anatomía y otras que se actualizan a cada año como fisiología, por lo cual las ediciones recientes son un aspecto que hay que considerar.

4. Es un libro dinámico
Este punto se refiere a que deberíamos de buscar un libro con una metodología de enseñanza definida, que además de la exposición del tema en cuestión busque reforzarlo y entrelazarlo con otros temas mediante diferentes apartados como casos clínicos, tablas, mapas mentales, mnemotecnias, etc. Esto también logrará que sea menos árido y pesado el leer un tema, lo cual inherentemente hará una sesión de estudio más efectiva.

5. No es un solo libro
Parecerá contradictorio este punto después de todo lo mencionado. Sin embargo, la idea de base aquí es que ese libro que escoja no debe de ser inamovible, es posible que un tema en particular no esté tan bien expuesto en el libro A y en el libro B sí, por lo cual recomiendo tener una bibliografía de base y otra de consulta, este segundo libro debe de buscarlo igualmente con los puntos antes mencionados y de preferencia, que haya varias copias en su biblioteca para poder tenerlo fácilmente.

Otro punto importante es revisar el programa de estudios y cotejarlo con aquellos libros que consideramos cumplen con las características antes mencionadas y, de esta manera, tomar la mejor decisión al respecto.
Recuerde que usted no está contrayendo matrimonio ni jurando fidelidad absoluta al libro que eligió, si sobre la marcha decide que no es tan buena opción como parecía en un inicio, no dude en cambiarlo.

Expondré los libros que a mí me funcionaron durante la facultad, busque esta lista en los anexos al final del libro si quiere conocer el veneno que escogí yo. Tal vez no sea el mejor para su paladar, pero considero que esta lista le ayudará cuando se pregunte por un libro de X especialidad.

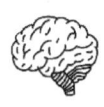

5
¿CÓMO HACER APUNTES EN LA CARRERA?

Es un tema particularmente importante pero la clave siempre estará en la practicidad pues no siempre (casi nunca de hecho) tendremos el tiempo adecuado para tomar notas. La idea esencial es que no vale la pena perder tiempo tomando notas de diapositivas, particularmente cuando estas pueden ser adquiridas con el docente en cuestión.

Es importante utilizar y familiarizarse con abreviaturas para evitar perder puntos importantes en el pase de visita, para esto puede utilizar abreviaturas internacionales aceptadas como EM (Esclerosis Múltiple) o inventar las suyas, sin embargo, si se declina por la segunda opción le recomiendo hacerse un glosario propio y alfabético para encontrarlas rápidamente en caso de olvidarlas, además le será muy útil usar algunos signos y abreviaturas que se detallarán en la siguiente tabla. Estas abreviaturas le ayudarán a simplificar y eficientizar su toma de apuntes, sin embargo, le recomiendo crear sus propias abreviaturas.

+ >	Más	**Def**	Definición	**Lo**	**Leucocitos**
[ ]	Concentración	**CC**	Cuadro clínico	Mo	Monocitos
-<	Menos	**Dx**	Diagnóstico	Eo	Eosinófilos
*	Importante	**Sx**	Síndrome	No	Neutrófilos
K, Ca, Na, Cl...	Distintos electrolitos	**Fx**	Fractura	Er	Eritrocitos

La idea del apunte es que sea útil para usted, no que sea tan estético (e inútil) que lo tenga que subir a #studygram, por lo tanto, más que a estética aspire a practicidad.

En cuanto a la estructura propia del apunte, en el caso de enfermedades es muy útil seguir la estructura básica de:
-Definición
-Epidemiología
-Fisiopatología
-Cuadro clínico
-Diagnóstico
-Tratamiento
-Pronóstico
-Otros relevantes para la patología per se

En el caso de un apunte misceláneo o que usted quiera utilizar otra estructura se recomienda la manera del apunte Cornell que verá en el capítulo 9, esta estructura tiene la utilidad además de ayudar a la autoevaluación, aunque yo personalmente lo prefiero para congresos y ponencias donde hay un poco más de tiempo para anotar que para el pase de visita donde todo ocurre tan rápido que a veces apenas repara en su existencia. Es importante además jerarquizar ideas y que el apunte, más que una lectura pasiva, le provoque una lectura activa de reflexión y realización de preguntas. Para esto podemos hacer uso de mnemotecnias visuales, analogías o lo que sea que nos ayude a recordar más efectivamente la información.

La jerarquización puede hacerse mediante colores, estructura vertical (a la manera de cuadro sinóptico), mediante el uso de asteriscos * o incluso lo más antiguo, subrayar.

Se recomienda establecer relaciones lineales y lógicas entre los conceptos, siendo esto particularmente útil para estudiar fisiología y fisiopatología. Los cuadros comparativos son particularmente útiles para resaltar los diagnósticos diferenciales (por ejemplo, síndrome nefrótico versus síndrome nefrítico).

Finalmente, si le es posible le recomiendo tomar sus notas con algún dispositivo electrónico pues nuestra letra es legendaria ~~por no entenderse un carajo~~.

Adjunto algunas recomendaciones específicas para crear apuntes efectivos en materias determinadas.

Anatomía: siempre intente dibujar, aunque le quede una obra de arte abstracta, las estructuras anatómicas y procure añadir una relación con la clínica (o el mundo real) del conocimiento básico que está adquiriendo, por ejemplo, si está estudiando cráneo podría agregar las fracturas de Le Fort y su relación con la anatomía del cráneo.

Histología: Más que dibujar, en este caso es muy práctico hacer cuadros comparativos hablando de los epitelios y tejidos, para esto lo más sencillo es simplemente conseguir las imágenes, imprimirlas a color y pegarlas en sus apuntes.

Bioquímica: si bien será siempre útil replicar las vías metabólicas más importantes, recuerde también hacer notas al pie de página de peculiaridades de las vías metabólicas, por ejemplo, sustratos o sustancias que solo aparezcan en X vía, pasos irreversibles o interacciones alostéricas relevantes. NO INTENTE MEMORIZAR TODO.

Radiología: En radiología es recomendable adquirir fotos de los signos más relevantes y detallar abajo lo que "se tiene que ver", además siempre deberá de contrastarse lo que se observa en una radiografía normal versus la radiografía patológica. Los cuadros comparativos serán muy útiles.

Fisiopatología: Es particularmente útil identificar el evento diana de una patología a irlo relacionando con las manifestaciones clínicas y su explicación en el contexto fisiopatológico. Por ejemplo, la resistencia a la insulina en la diabetes.

Neurología: es útil el dibujar para comprender algunos síndromes neurológicos, por ejemplo, los síndromes medulares y la afectación que comprende cada uno de los síndromes. Los cuadros comparativos serán particularmente útiles para diferenciar los diagnósticos pues existe una traslapación importante de los síntomas en síndromes neurológicos.

Dermatología: otro caso particular donde más que dibujos se requieren fotos para diferenciar las lesiones dermatológicas y conformar las tablas de los diagnósticos diferenciales. Esto más como un tip específico es aprender los cambios histopatológicos de cada patología pues gustan mucho de preguntarlos. La mnemotecnia visual que verá más adelante es excelente para resumir patologías dermatológicas.

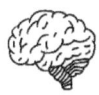

6
¿CÓMO HACER UNA SESIÓN DE ESTUDIO EFECTIVA?

Ya tiene los apuntes perfectos, se hizo el tiempo para estudiar y hasta subió su estado a redes sociales de que lo haría #nopainnogain ¿ahora qué sigue?

Se recomienda que una sesión de estudio dure entre 50 y 60 minutos, pero esta sesión tendrá un periodo de descanso que se irá alargando conforme vaya teniendo más sesiones consecutivas. Podría dividirse de esta manera:

45 minutos de estudio – 15 minutos de descanso
45 minutos de estudio – 20 minutos de descanso
45 minutos de estudio – 25 minutos de descanso
45 minutos de estudio – 30 minutos de descanso

Y así subsecuentemente, después de pasar de la quinta sesión de estudio le recomendaría despejarse por al menos 2 horas en caso de tener que continuar. Generalmente no debería de ser necesario siempre y cuando usted no haya aplicado la muy mexicana estrategia de dejarlo todo para el final.

Este checklist le servirá además para evitar perder valioso tiempo de estudio, estas sesiones de 45 minutos deben de aprovecharse al 100%
1) ¿Está mi celular prendido y con volumen?
2) ¿Tengo todo lo que necesito para estudiar?
3) ¿Tengo ganas de miccionar o excretar?
4) ¿Tengo hambre?
5) ¿Tengo algún pendiente impostergable que debería de estar haciendo?
6) ¿Tengo mucho sueño?

En términos ideales, en caso de responder SÍ a alguna de las preguntas anteriores no debería de iniciar su sesión de estudio, pues todos estos son potenciales distractores que le llevarán a perder el recurso más valioso con el que cuenta como estudiante, el tiempo. Por este motivo con la salvedad del punto 6 y solo en caso de exámenes, procure respetar este checklist a conciencia para sacarle el mayor provecho a su sesión.

Particularmente en la primera sesión del día se recomienda tomar un tiempo para repasar rápidamente lo visto en las sesiones del día anterior, especialmente si se trata de la misma materia. Esto le ayudará a llevar un orden cronológico respecto a lo visto el día anterior y enlazarlo con el conocimiento que ha de adquirir en la sesión actual.
Asimismo, se recomienda utilizar los últimos 30 minutos de la última sesión del día para repasar lo visto en las sesiones de este día, siempre y cuando tenga al menos 3 sesiones de estudio, finalmente, deberá entender que no existen fórmulas exactas, procure aprovechar su tiempo de estudio y repasar antes y después de cada sesión. Se recomienda estudiar durante el día (de ser posible) pues en general es mayor la concentración hacia la mañana y medio día y mucho menor en la noche y madrugada.

La estructura recomendada de estudio más allá del tiempo es esta:
1) Realizar autoevaluación de temas previamente vistos
2) Recapitular lo visto el día anterior
3) Realizar la sesión de estudio acordada
4) Recapitular lo visto este día
5) Preparar autoevaluación del día para el próximo día de estudio
*Es importante enfatizar que todo esto no es para realizar en los 45 minutos con los que cuenta para su primera sesión, sino que ha de organizarse para realizar todos estos puntos a lo largo de sus dos o más sesiones del día.

¿Qué hacer en mi tiempo de descanso?
Esto queda a su consideración, la idea es despejar un poco la cabeza, por lo que la recomendación será hacer aquello que le ayude a relajarse o divertirse, pero siendo estricto en cuanto al tiempo destinado a este descanso. Hablando de los tiempos de descanso es recomendable dejar un medio día, por ejemplo, el domingo solo para descansar o hacer lo que a usted le plazca, no somos máquinas y requerimos desconectarnos de vez en cuando. No caiga en la tentadora idea de pretender mantener un ritmo de estudio 24/7, eso no es sustentable y acabará por quemarlo, dificultándole el retomar el ritmo que previamente había adquirido. Personalmente durante la carrera hacía al menos 3 sesiones al día y los domingos solamente hacía autoevaluaciones de la semana y posteriormente lo utilizaba para descansar.

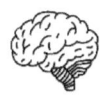

7
10 TIPS PARA MEMORIZACIÓN DE CONCEPTOS GENERALES

En este capítulo hablaremos de algunos consejos generales que podemos aplicar a cualquier concepto o tema sin mayor preparación de antemano para poder memorizarlo fácilmente.

¿Cómo se memoriza un concepto?

Es necesario agregar "saliencia" a un concepto, particularmente cuando es muy abstracto, y para esto aplicaremos los 4 ganchos. Por saliencia entenderemos como aquello que otorga a un concepto o idea la capacidad de recordarse y por ende ser memorizado más fácilmente. Lo que lo hace saltar a la vista y la memoria.

-Imágenes: Mnemotecnia visual, método complejo que consiste en resumir una serie de conceptos enlazados, como por ejemplo una enfermedad en un solo dibujo o mapa mental que contenga pequeños ganchos para entenderlo, le dejo un ejemplo para que entienda de qué hablo, sin embargo, si quiere aprender a hacer las suyas le recomiendo buscar mi video "Mnemotecnia visual: Psoriasis (definición, cuadro clínico, diagnóstico y tratamiento)" en Youtube

-Rimas: Si el corazón no camina...atropina) (si la FC se fue a la cocina, adenosina)

-Historias: Aquí interviene el método de loci o el palacio mental que es lo suficientemente complejo para hacer un libro sobre él, pero que si quiere profundizar tengo un video que hice al respecto, puede buscarlo como "Técnicas de estudio en medicina: Método de loci o palacio mental" en Youtube

Las 10 llaves o consejos

Llave 1
Intente entenderlo primero. No será fácil memorizar algo sin comprenderlo o en su defecto se tratará de información vacía que será, a la postre, mucho más difícil de recordar precisamente por no tenerla enlazada a nada.

Llave 2
Utilice un gancho con el concepto (es mejor construir sobre la base de conocimiento que ya tengas: música, historia, ciencias, cultura pop). Todo el conocimiento previo que tengamos nos ayudará a crear ganchos, si somos grandes fans de alguna serie de libros o televisiva, seguramente en ello encontraremos ganchos. No es necesario ser un erudito.

Llave 3
Una el concepto (código de teléfono, punto de ebullición Fahrenheit 212°) En este ejemplo se relaciona un código telefónico el punto de ebullición en grados Fahrenheit, la idea será enlazar lo que ya exista con lo que intentemos aprender.

Llave 4
No intente resumir muchos conceptos en un solo gancho o idea. Hay que intentar aplicar los ganchos con conceptos pequeños y diferenciables, de nada nos servirá armar una gran mnemotecnia para todo un tema, si después no la podemos recordar. Aquí poco es mucho.

Llave 5
Involúcrese emocionalmente (saliencia: groserías, sexualidad, chistes). El involucrar sentimientos o humor hará que un concepto sea más fácil de recordar. Le aseguro que si alguna mnemotecnia es particularmente impresentable le será mucho más fácil el recordarla.

Llave 6
Involucre tantos sentidos como sea posible: uso de fragancias, canciones, tacto, gusto incluso. Para el último caso recomiendo utilizar chicles de diferentes sabores y si es posible ingresar al examen con él, seguro nos ayudará. De esta forma podría siempre utilizar un sabor de chicle para estudiar anatomía y si le es posible, masticarlo durante el examen, suena bastante rebuscado, pero existe evidencia científica de que puede ayudarlo.

Llave 7
Observe su entorno (pausas cuando estudies para ver entorno). A veces podemos ayudarnos a recordar algo con base en el entorno ¿Qué clima había? ¿Qué estaba escuchando?

El recordar la sesión de estudio nos ayudará a recordar los conceptos repasados.

Llave 8
Duerma con la información (¡y evalúela al despertar!). Se ha observado que el cerebro sigue aprendiendo aún dormido, particularmente le será útil cuando por más que le demos vueltas no entendemos algún concepto, particularmente en fisiología o fisiopatología. Duérmase con esa idea en la cabeza y muy probablemente al despertar lo habrá comprendido.

Llave 9
Úsalo o piérdelo: Si no utiliza algo se olvida mucho más fácil. Aquí entra en juego el concepto del repaso espaciado que se basa en la curva del olvido, debemos repasar algo justo antes de olvidarlo.

Llave 10
Evalúese periódicamente, para estos puedes hacer uso de las aplicaciones que veremos más adelante: Quizlet y Anki.

¿Qué pasos debo de seguir para memorizar un concepto?

Paso 1: Decida qué concepto quiere aprender

Paso 2: Juegue con la información repitiéndola de diferentes formas o pensando en ella de diferentes maneras y encuentre un gancho, las rimas son particularmente útiles para "enganchar" información.

Paso 3: Involucre de manera activa tantos sentidos como sea posible, esto incluso es posible para el gusto con sabores o el olfato con olores, aunque personalmente los considero muy rebuscados para estarlos utilizando frecuentemente.

Paso 4: Use ese gancho para recordar la información tantas veces como pueda.

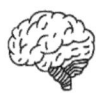

8
TÉCNICAS DE MEMORIZACIÓN AVANZADAS

Método de loci o palacio mental

No abordaré demasiado los aspectos históricos de esta técnica, suficiente es saber que fue inventada en la antigua Grecia por Simónides. Esta técnica consiste en hacer un viaje mental y ha sido difundida por el personaje literario Sherlock Holmes y por Patrick Jane de la serie "el mentalista".

¿Qué necesito para aplicar esta técnica?
Lo más importante será tener un lugar memorizado, que por lógica siempre será nuestra casa, pero podemos utilizar cualquier tipo de edificación como nuestra facultad, escuela u hospital.

Lo que buscaremos será memorizar un grupo de conceptos con algo en común, será esto especialmente útil para criterios diagnósticos, grupos de enfermedades como las exantemáticas de la infancia o grupos de estructuras como músculos suprahioideos. Esta es una técnica más versátil que podremos aplicar a diversos tipos de conceptos y no está limitado a patologías.

Estos son algunos ejemplos concretos de ideas aterrizadas a medicina:
- Ejemplos de fármacos con un mecanismo de acción
- Medicamentos usados en una enfermedad
- Bacterias y enfermedades que producen
- Patologías que pueden integrar un síndrome como Abdomen agudo
- Grupos concretos de cosas con un trasfondo en común (aminoácidos esenciales y no esenciales)
- Vías metabólicas

La idea será hacer un viaje por nuestra casa, este viaje:
-Debe de realizarse siempre en el mismo orden
-Debemos de poder realizarlo de memoria sin equivocarnos

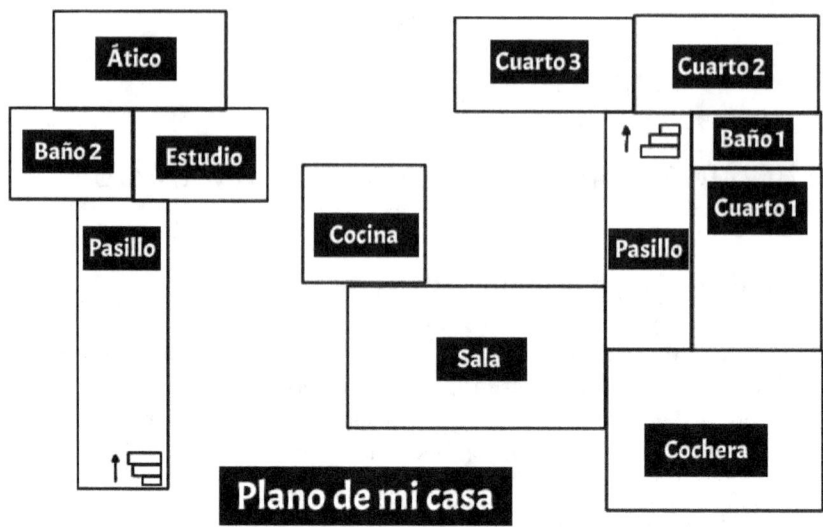

La idea será utilizar cada cuarto como un locus, una localización donde pondremos un concepto.

Y a la usanza de la mnemotecnia visual buscaremos darle saliencia al concepto. Este sería un plano con vista superior de mi casa y ejemplificaré esta técnica con los criterios antiguos de diagnóstico de lupus.

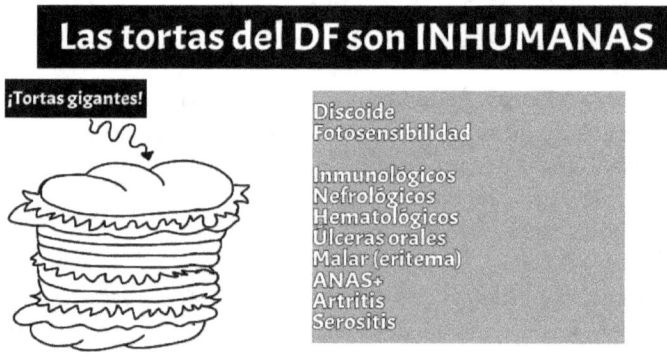

Los conceptos que aprenderemos serán:
-Discoide
-fotosensibilidad
-inmunológicos
-nefrológicos
-hematológicos

-úlceras orales
-malar (eritema)
-ANAS +
-Artritis
-Serositis

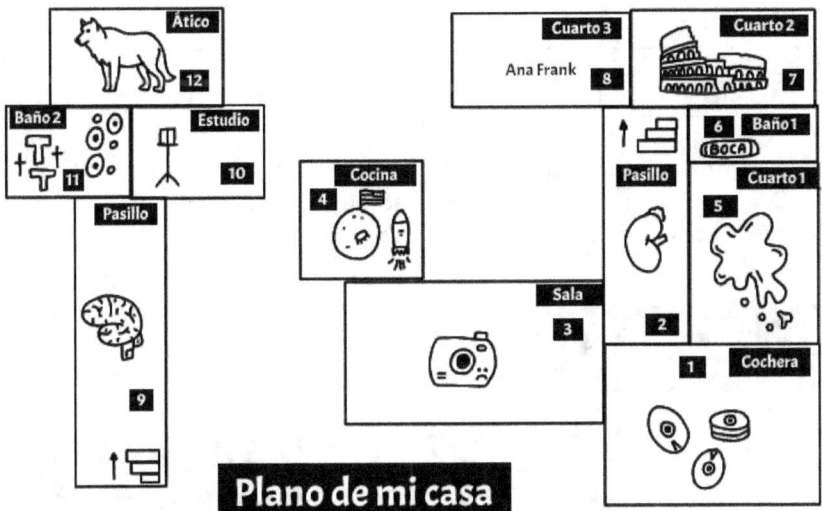

Plano de mi casa

Este es el mismo plano con los ganchos ya colocados y procederé a explicar cada uno brevemente:

-Discos: discoide
-Riñón: nefrológico
-Cámara triste: fotosensibilidad
-Inmunológicos: hombre en la luna (in moon)
-Sangre: hematológicos
-Pulseras del Boca Juniors: úlceras (similitud con pulsera) orales (por la boca)
-Coliseo o roma: ro de rojo (eritema) ma de malar.
-Ana Frank: ANAs +
-Cerebro: neurológicos
-Atril: artritis (por similitud)
-Ceros y tres: serositis (ceros y tres)
-Lobos: lupus (cuestión histórica)

Como puede ver estos ganchos serán personales y la idea es que podamos hacer este viaje mental imaginando todo en nuestra cabeza, de esta forma será muy sencillo recordar una otrora larga e inaccesible lista de conceptos aparentemente inconexos.

¿Qué hago con los números?

Para la memorización de números podemos hacer uso del sistema domenico, que puede o no combinarse con el método de loci. En este sistema cada número equivale a una letra, de suerte que podremos darle vida a algo tan abstracto como un número.

Número	1	2	3	4	5	6	7	8	9	0
Mnemotecnia	A	B	C	D	E	S	G	H	N	O

De esta forma un 126 (como en los criterios diagnósticos de DM2 de la ADA 2020) pasará a ser ABS y aquí podremos relacionarlo con el sistema de los frenos del carro ABS o con un ABSceso.

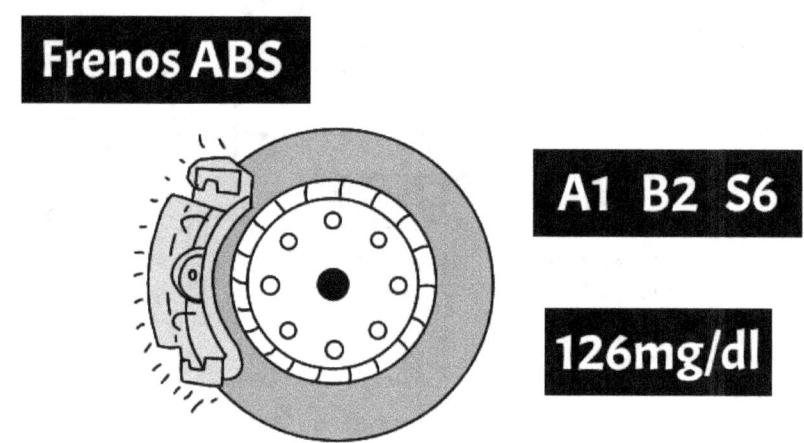

Eso podemos colocarlo si es un criterio relevante para nuestra enfermedad y será más fácil memorizar cantidades en concreto.

Mnemotecnia visual

Retomando lo visto la clase pasada, desarrollaremos un poco más el concepto de saliencia, pues este será esencial para la aplicación de la técnica de "mnemotecnia visual". La saliencia se refiere a la recordabilidad de un concepto y qué tanto me deja una primera impresión duradera. Un concepto es saliente cuando tiene la capacidad de llamar la atención.

¿Qué imagen de estas dos considera que tiene más saliencia?

Seguramente habrá respondido que la de la izquierda y como podemos ver, puede transformarse un concepto abstracto en algo con vida.

¿Cómo funciona la mnemotecnia visual?
Habiendo entendido el concepto de saliencia, que debemos de agregarle a todo lo que queramos utilizar como recurso en esta técnica hablaremos de ella.

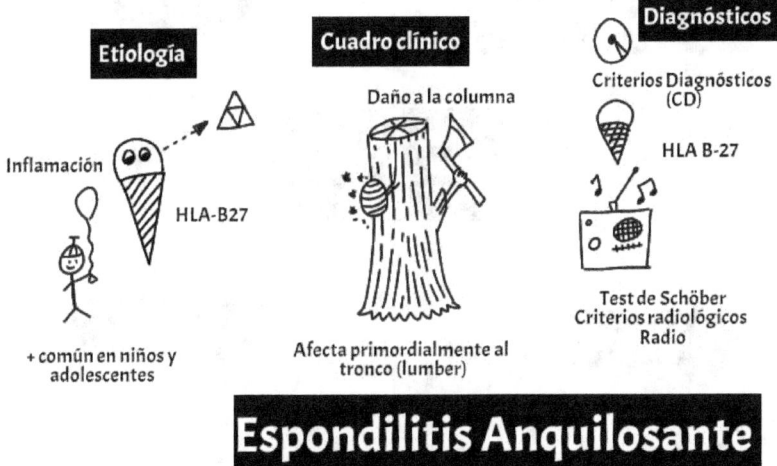

La mnemotecnia visual es una técnica de uso personal, donde representaremos gráficamente conceptos.

Esta representación gráfica debe de estar relacionada de alguna manera con lo que pretende representar, ya sea porque tiene palabras parecidas (inflamación y un globo que se "infla") o porque gráficamente representan algo (dibujar un niño). La idea es que nosotros al ver este dibujo podamos

MANUAL DEL MEDICOBLASTO INTELIGENTE

entender el tema e ir recordando los conceptos, este dibujo nos servirá como un repaso al hacerlo y como una evaluación al recordarlo y al momento del examen será otro recurso que tendremos para recordar. Esta técnica será especialmente útil para patologías. Como puede ver, esta técnica se divide por cuadrantes que buscan resumir determinada parte de una enfermedad. No se requiere ser un gran artista, con que nosotros entendamos nuestros dibujos será más que suficiente. Esta técnica ha de usarse cuando ya hayamos entendido un tema con el fin de evaluarlo y no suele requerir más de 15 minutos para aplicarse una vez que se tiene una buena idea de cómo agregar saliencia o crear ganchos.

Los cuadrantes podemos dividirlos como queramos, pero sugiero este orden:
Cuadrante superior izquierdo: etiología y epidemiología
Cuadrante superior derecho: diagnóstico
Cuadrante inferior izquierdo: cuadro clínico
Cuadrante inferior derecho: tratamiento
Centro: multiusos para algo que queramos enfatizar de la enfermedad

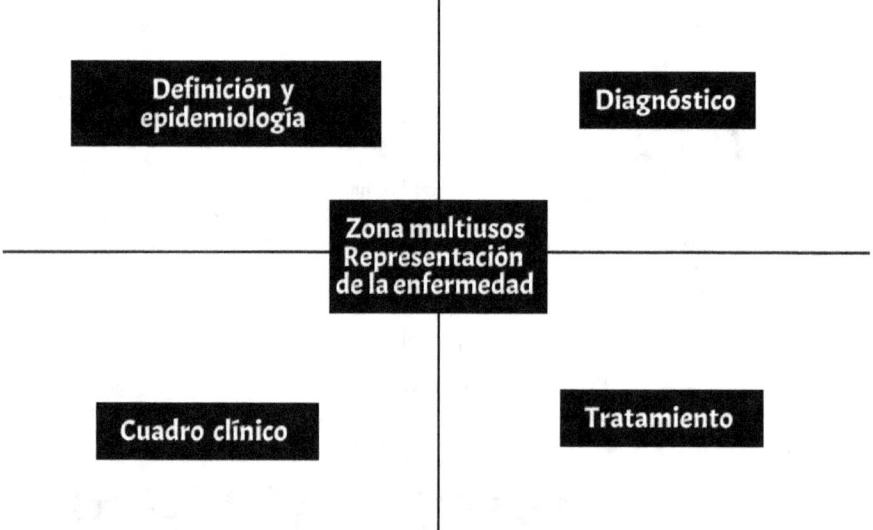

Retomando el dibujo que realicé, procederé a explicar qué quise expresar con los dibujos de un cuadrante.

Cuadrante superior izquierdo
*Helado viendo un triángulo dentro de un triángulo: HLA-B27 (helado (HLA) ve (b) triángulo dentro de triángulo 3 elevado a la 3, es decir 27)

*Niño porque es la edad más común de presentación
*Globo que se infla, por ser una enfermedad inflamatoria
**todos los conceptos a su vez se relacionan entre sí pues a los niños les gustan los helados y globos.

No me extenderé más en explicaciones específicas pues si quiere entender esta mnemotecnia visual hay que explicar cada cuadrante, sin embargo, la idea es distribuir la información con "ganchos" que consideremos aplicables para cada cuadrante y finalmente mediante la imagen misma ser capaz de recordar todos los aspectos esenciales de la enfermedad, muchas veces solo con visualizar la imagen central le será fácil recordar la información restante.

Finalmente me gustaría enfatizar que el uso de estas técnicas es electivo, si usted solo quiere ceñirse al apunte y autoevaluación (que consideraremos lo mínimo indispensable) es completamente válido y suficiente siempre y cuando le dedique el tiempo suficiente.

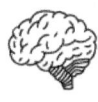

9
¿DESPUÉS DE ESTUDIAR QUÉ SIGUE? (AUTOEVALUACIÓN)

Una de las partes más importantes de adquirir conocimiento es la autoevaluación, para muchos obtenemos es retroalimentación hasta que nos plantan un horrible 6 en nuestro primer examen de la carrera. En los niveles de educación media superior el requerimiento de conocimientos es tan bajo que muchas ocasiones suele ser suficiente estudiar un día antes o directamente no estudiar, sin embargo, nos encontraremos con que la cantidad de información aumentan considerablemente en la universidad, a veces incluso exponencialmente.

Para esto existe una técnica llamada "repaso espaciado", esta se basa en la curva del olvido y someramente nos clarifica que es importante repasar X conocimiento antes de que se olvide, este repaso será cada vez más espaciado, es decir, la primera vez será en 4 días, la segunda en 7 y así subsecuentemente, existen diversos algoritmos de repaso espaciado basados en diversos estudios pedagógicos.

Dos aplicaciones gratuitas que pueden hacer esto por nosotros son Anki y Quizlet, nosotros deberíamos de hacer las flashcards virtuales y las aplicaciones nos dirán cuándo debemos de repasar, generalmente estos repasos ocupan poco tiempo del día y son muy útiles, pues cuando menos nos avisan que hay un tema que dominábamos hace 2 meses y ahora apenas recordamos superficialmente.

También existe la posibilidad de realizar este repaso a la vieja usanza con literales fichas bibliográficas, lo cual puede ayudar a recordar más, pues el escribir ayuda a reafirmar conocimientos, sin embargo, puede ser poco práctico estar cargando cientos de tarjetas en oposición a tener toda la información en nuestro celular. Al final del día la decisión es suya.

Una forma de resumir llamada SQ4R puede ayudarnos también a hacer el repaso y autoevaluación en un sencillo formato.

El SQ4R viene de (Survey, Question, Read, Recite, Rewrite y Review)

Survey (inspecciona)
El objetivo de esta primera etapa es tener una visión general de aquello que vas a estudiar. Para ello deberá leer y anotar los títulos y encabezados del tema que está estudiando. También es recomendable que revise con atención las tablas, esquemas e ilustraciones. Si está estudiando en un libro y hay un resumen échele un vistazo también.

Question (pregunta)
En esta etapa tiene que pensar y anotar posibles preguntas de examen. Debe convertir cada título, subtítulo o apartado del tema a estudiar en una o varias preguntas que sean susceptibles de aparecer en el examen. Pero no se quede ahí, intente pensar más preguntas relacionadas.

Por ejemplo ¿cómo se define el lupus eritematoso sistémico? ¿Cuál es su cuadro clínico?
Observe bien las ilustraciones, esquemas y tablas, ya que seguramente pueda extraer muchas más preguntas a partir de estos contenidos.

Read (lee)
Ha llegado el momento de leer el tema de una forma activa. Párrafo a párrafo, sección a sección, intentando responder a cada una de las preguntas que previamente ha ido formulando. Intente prestar atención a cada palabra, de forma que el contenido general le quede bastante claro.

Recite (recita)
En este momento debería ser capaz de responder todas aquellas preguntas que ha planteado, así que observe el listado de preguntas que ha preparado y respóndalas en voz alta. Esto le permitirá saber qué conceptos tiene claros y a cuáles debe prestar una mayor atención y repasar.

Rewrite (reescribe)
Escriba las respuestas a las preguntas anteriores. Hágalo utilizando diferentes colores, palabras clave, esquemas o dibujos. También debe anotar cualquier cosa que haya surgido durante el estudio y que pueda ayudarle a recordar el tema posteriormente. Relacione cualquier información o concepto para ayudar a completar el tema, todo lo que ayude a recordar es bienvenido.

Review (revisa)
Revise todo lo anotado. Repase brevemente el material final para asegurarse de haber incluido toda la información relevante, conceptos e ideas principales.

Todas las preguntas que podrían salir en el examen deberían haber quedado respondidas. Esta es la última fase de este método, por lo que es importante que todo toda la información esté entendida y complementada en la medida posible.

Este método cumple la doble función de ayudar a resumir lo importante y ser una herramienta útil para realizar una autoevaluación.

Existe también la opción de comprar libros de autoevaluación como la serie Dejareview, (disponible en español), Board Review (para algunas especialidades) y las compilaciones de exámenes nacionales, aunque estas últimas más enfocadas a especialidades médicas. Tengo la idea de realizar una serie de manuales con este fin en un futuro próximo ¿qué le parece esta idea?

Es importante ser honesto a la hora de realizar una autoevaluación pues en caso de ser muy indolente el único que se engaña es usted. Procure ser constante con ellas pues le aseguro que le será bastante redituable en cuestión académica.

Método Cornell
Un método extra que puede implementar en sus formas de autoevaluación es el método Cornell. Este método desarrollado en la Universidad homónima divide a la hoja de una manera práctica y ordenada para tomar apuntes, cumple con la función de apoyar en la toma de apuntes rápido (particularmente útil para conferencias y congresos) y de poder autoevaluar con el documento mismo. Aquí la estructura de este tipo de apunte.

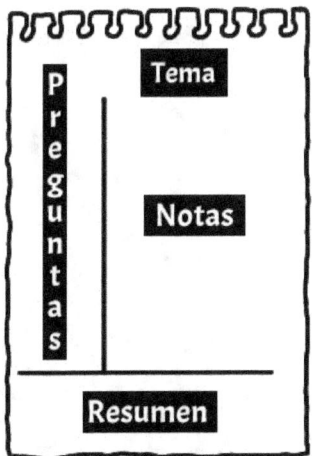

La forma de construir este apunte es tomar las notas en el cuadrante derecho grande y realizar un resumen completo, pero en pocas palabras en el cuadrante inferior. Finalmente se puede realizar la autoevaluación generando preguntas en el lado izquierdo en torno a lo contenido en el cuadrante de notas y cuadrante de resumen, se cubre esta porción de la hoja y puede irse autoevaluando.

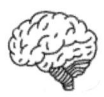

10
ESTRATEGIAS PARA RESPONDER EXÁMENES

Ha llegado el momento, se preparó con suficiente antelación, realizó sus repasos religiosamente, se autoevaluó obteniendo excelentes resultados, pero ahora que está frente al examen los conceptos se tornan resbaladizos, etéreos y el único reflejo semiológico que recuerda a la perfección es el cremásterohiodeo porque lo está sintiendo en este momento. Que no panda el cúnico, es hora de develar algunas estrategias útiles para enfrentar esos exámenes.

¿Qué debo de hacer antes de un examen?

Realizar simulaciones previamente con flashcards (Anki o Quizlet) y hacer una evaluación dos días antes del examen y en caso de que haya fallas saber qué temas estudiar en particular.
Conocer reglas del examen, leer instrucciones previamente. Siempre será de suma importancia leer las instrucciones del examen y si se puede hacerlo de antemano mejor, para no perder tiempo durante la prueba.
Penalización por respuesta incorrecta. Es importante saber si hay penalización por respuesta incorrecta y hacer uso de las matemáticas para facilitarnos la decisión de "arriesgarnos" a contestar.

Pongo de ejemplo dos casos
5 opciones (3 preguntas mal restan 1), si consigues descartar con certeza 2 de las opciones puedes contestar al azar (33% de tener la correcta) o puedes no contestar.
4 opciones (3 preguntas mal restan 1), si consigues descartar 2 (50%) la estadística juega a tu favor, siempre deberías de contestar.

Pasos a seguir durante el examen

1. Leer bien lo que le piden contestar (NO)
Especial énfasis en preguntas negativas. Todos hemos sido "víctimas" de nuestra propia impaciencia y hemos cometido el error de omitir esos negativos que producen errores literalmente de interpretación. Siempre antes de entregar su examen procure hacer un sondeo extra de estas

preguntas.

2. La primera impresión es muy importante
Generalmente la primera impresión que tengamos será la correcta, no tome esto como una premonición mágica, la información ya está en su cabeza, pero a veces resulta difícil hacer ese "click".

3. Responder mentalmente antes de ver respuestas
Esta es una excelente estrategia para no viciar nuestra primera impresión, de esta forma usted responderá su examen de opción múltiple como si fuera abierto y en caso de encontrar esa respuesta entre sus opciones, muy probablemente será la correcta.

4. Marcar con pluma seguras y hacer notas sobre las restantes
Principalmente con la idea de ahorrar tiempo y no perderlo leyendo respuestas "muertas".

5. Descartar respuestas y marcarlas para no perder tiempo leyéndolas

6. Realizar una segunda lectura, cerrar ojos y pensar (Pensamiento difuso)
Igualmente podemos proceder a seguir contestando, pues nuestro cerebro sigue trabajando.

7. Si falla el "golpe de intuición" pasar a pensamiento analítico (%)
Pensar en cuestión de porcentajes y eliminar las respuestas posibles, esto reduce nuestro campo de reflexión y nos ayuda a responder más eficientemente.

8. Leer completamente la pregunta (Casos clínicos)
A veces una sola palabra cambia todo el caso clínico, por esto será muy importante leer al 100%, a veces tienen a bien señalarnos esas palabras en mayúsculas, pero no siempre es el caso por lo que le recomiendo leer bien.

No tengo idea de qué responder
1. Cuando dos respuestas son parecidas y contrarias, la correcta se suele encontrar entre ellas.
2. Generalmente las preguntas con SIEMPRE o NUNCA suelen ser incorrectas porque en la medicina son pocos comunes los absolutos.
3. En cifras de prevalencia suelen ser correctos los valores intermedios y no los extremos.
4. Responder al azar si no hay penalización #síganmeparamásconsejos

5. Prejuicio cognitivo hacia que la respuesta C sea la correcta, esto déjelo como última opción pues no suele funcionar muy frecuentemente, pero se ha visto en estudios pedagógicos que los evaluadores tienden a tener un prejuicio cognitivo hacia poner las respuestas en la letra C.

Comentarios finales
Si se encuentra con una respuesta que salta a la vista se trata o de una respuesta correcta o de una totalmente errónea.
Evite cambiar respuestas al final, solo considerar en caso de haber malinterpretado la pregunta, es decir si leyó mal un NO o un EXCEPTO. Todos nos topamos alguna vez con esa respuesta que cambiamos y que era la correcta.
Finalmente recuerde que pese a lo importante que pueda ser o parecer, esto solo es un examen, es preferible equivocarse aquí que frente a un paciente por lo que en el peor de los casos será una experiencia de aprendizaje y le servirá para prepararse mejor en el futuro.

<u>Estrategias para contestar exámenes reglamentados</u>
Estos consejos son útiles para diferentes exámenes reglamentados a los que nos enfrentaremos durante nuestra carrera, algunos ejemplos son ENARM, CENEVAL, USMLE, ECOE, MIR, ENAM, etc.

Preparación antes del examen...
• Conocer las reglas de cada examen (leer convocatorias)
• Hacer calendario de estudio: con base en el tiempo que tengamos y lo que debamos de estudiar, en el caso del ENARM probablemente será anual.
• NO esperar hasta iniciar el curso de preparación: si iniciamos con el curso ya estamos perdiendo la carrera.
• NO ver el estudio como castigo: ver el estudio como una motivación, en primer término, para aprender más y en segundo para acceder a la especialidad que queremos.
• GPC´s (guías de práctica clínica) para ENARM y NOM´s (normas oficiales) para CENEVAL
• Leer temas que suelen pasarse por alto en carrera: bioestadística y epidemiología (CENEVAL)
• Hacer un curso de inglés: particularmente considerando lo que ocurrió en 2018, donde aumentó de manera importante el número de reactivos en inglés y para mucha gente fue decisivo el no saber suficiente inglés.
• Repasar algoritmos diagnósticos, en las GPC´s los puede encontrar al final o en las guías rápidas.
• Última semana repasos de resúmenes, último día descansar
• Evitar el estudio grupal, esto particularmente cuando se observa que no

son sesiones de estudio efectivas, recuerde que su tiempo es limitado y debe de aprovecharlo al máximo.
• Resumen del resumen del resumen (perlas). Tampoco pierda demasiado tiempo haciendo resúmenes, existen libros que ya cuentan con lo esencial.
• Redes sociales solo para contenido médico o de plano alejarse de ellas en días de estudio, esto aplica igual que para la sesión de estudio, el celular de preferencia apagado.
• Repasar bancos de preguntas, existen diversos bancos disponibles de la gran mayoría de los exámenes reglamentados, búsquelos y léalos.

El día del examen
• Llegar con tiempo a la sede: no hay nada peor que llegar estresado al examen por ello.
• NO dejar preguntas sin responder por „prisas ": tenemos que responder todas las preguntas, aunque sea por azar, porque reactivo no contestado es reactivo perdido.
• NO perder demasiado tiempo con una pregunta: si no tenemos una primera impresión debemos de continuar con el examen y retomar más adelante.
• "Primera impresión ": lo mencionado previamente, nuestra primera impresión suele ser la correcta siempre y cuando hayamos entendido correctamente la pregunta.
• Reducir azar mediante descarte: intentar convertir un 20 o 33% en 50%
• Leer detenidamente las preguntas énfasis en preguntas negativas
• ¿Por qué sí es esto? ¿Por qué no?: preguntas que ayudarán a descartar aún más.

Después del examen
Tenemos dos casos
• ENARM (se obtiene calificación el día del examen)
• CENEVAL (se recibe calificación después)
Independientemente del caso lo mejor será relajarse un tiempo y en caso de que se tenga certeza de no haber pasado, retomar el estudio pronto. Intentar no reprocharse o deprimirse, pues la idea esencial será seguir estudiando con el ánimo pasado y con la certeza de que los errores que cometimos: de razonamiento y preparación, no los cometeremos en el futuro.

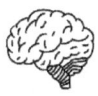

11
CURRICULUM VITAE

El curriculum vitae o CV es un aspecto importantísimo de nuestra carrera como médicos pues muchas veces será este inerte pedazo de papel el que hable por nosotros y en lo que mucha gente se base para hacerse una primera impresión de nosotros. No es que personalmente piense que sea el modo más adecuado o justo, sin embargo, al estar sujetos a un mundo tan profundamente académico y academicista como el de la medicina, me gustaría extenderle algunos consejos para tener un CV competitivo.

Estructura y formato del CV

1) Tener un adecuado formato: en caso de que no requiera algún formato en específico es su deber el escoger un formato adecuado, mucho del impacto visual depende del color y distribución de la información. Por impresionante que pueda parecer, no se recomienda realizar un CV mayor de dos hojas, tampoco se trata de llenar hojas y hojas por llenarlas, sino de presentar la información de una manera adecuada.

2) Incluir apartados relevantes: son apartados relevantes y que deben de quedar en primer plano su formación académica, educación médica continua y publicaciones científicas. Además, es relevante hablar de trabajo de voluntariado y finalmente idiomas y expertise ajeno al área médica. El apartado de hobbies lo recomiendo para mostrar que somos algo más que médicos, sin embargo, este último podríamos considerarlo algo opcional.

3) Preferir un estilo sobrio sobre uno informal: puede utilizar asesoría profesional para diseñar su CV o en su defecto utilizar páginas gratuitas como canva o fotor, que tienen buenos diseños para CV's.
Ahora, esta es la parte sencilla pues solo se trata de catalogar información y elegir cómo presentarla, sin embargo, la parte más compleja es la construcción misma del CV, es decir, realizar cursos, publicar y hacer cosas "impresionantes", para esto le extiendo algunos consejos que encontré útiles durante mi carrera en el periodo precámbrico.

Contenido del CV

1) Comenzar la construcción del CV desde los primeros semestres y no 1 mes antes de entrar al internado, para esto puede poco a poco buscar congresos, cursos o diplomados de su interés y cursarlos desde los primeros semestres. Existen algunos sitios donde existen cursos gratuitos con emisión de certificados de valor curricular como Udemy o Tutellus o incluso cursos gratuitos de universidades tan prestigiosas como Harvard en Harvard eDX, por lo tanto, no se trata necesariamente de una grandísima inversión de dinero.

2) En el ámbito de investigación el panorama es similar, le recomiendo que en segundo semestre se acerque al departamento de investigación de su facultad o directamente al investigador que tenga una línea de investigación de su interés, así no solo estará generando CV, sino que también se abrirá un campo laboral extra para el médico, el de la investigación y créame, son realmente pocos los médicos con experiencia real en investigación ¿quiere ser uno de ellos? Procure empezar temprano y dedicarle tiempo.

3) Es importante agregar habilidades prácticas a su CV, dos cursos esenciales para cualquier médico y que le recomiendo realizar antes de su internado rotatorio son el BLS y ACLS, y además de serle posible monetariamente sería excelente realizar ATLS. Estos son cursos que se renuevan cada cierto tiempo, hecho que es importante que considere y evite hacerlos en los primeros semestres pues seguro cuando los requiera ya no estarán vigentes.

4) Sea realista: por una parte, tiene que asumir que su CV es una carta de presentación importante, sin embargo, tampoco lo santifique y crea que es lo único importante para un médico. No sobreinvierta tiempo o dinero en engrosarlo, en general llevando dos o tres actividades extracurriculares por semestre será suficiente para tener un CV aceptable, la decisión final de si dar ese paso extra recae únicamente en usted y en qué tan fácil o difícil le está resultando la carrera. Si está teniendo muchas dificultades priorice su carrera sobre su CV, créame, una carrera trunca no sorprenderá a ningún empleador.

La idea final con la que me gustaría que se quede es que las exigencias propias del médico son bastante altas, a nivel social y a nivel del gremio mismo.

La competencia debe de ser con usted mismo y no con los demás (dentro de lo posible, evidentemente sería frívolo decir que en el ENARM la competencia solo será consigo mismo). No descuide su vida personal en pro de su carrera, intente mantener el equilibrio pues las reuniones familiares, las salidas y el tiempo con los hijos nunca vuelven.

12
TIPOS DE PROFESORES EN LA FACULTAD

Existen diferentes tipos de docentes que conoceremos en la facultad, los hay malos, buenos, mejores y excelentes. Espero que en su caso conozca únicamente los últimos 3 tipos, aunque por probabilidad seguramente conocerá al primer tipo en todas sus facetas. Es importante conocerlos para saber qué estrategias aplicar al estar en sus clases y sacarles el mayor provecho. Lo de la rareza ya lo juzgará usted y espero que su distribución sea un poco mejor que la propuesta.

1) El recitador
Este profesor será aquel que en un día de mucha neblina podrías confundir con tu amigo de la preparatoria que siempre que exponía se la pasaba leyendo, este tipo de docente gusta de leer diapositivas particularmente largas, sus clases suelen dedicarse principalmente a esta actividad y no suele dar mucha más información de la puesta en sus presentaciones. Es fiel admirador del Powerpoint. Sus exámenes se basan precisamente de sus diapositivas y nada más, lo cual puede ser a la vez positivo en el sentido de la preparación de exámenes (y calificaciones), y negativo en el sentido del aprendizaje en un sentido más amplio.
Rareza: común

Estrategia: lo inicial es valorar si este docente facilitará o no sus diapositivas. En el primer caso basta con realizar un repaso de sus diapositivas a la par de la revisión del libro base de nuestra elección. En el segundo caso, que no puede compartirlas porque las hizo en conjunto con la NASA y son secreto de estado, habrá que transformarnos en fotógrafos semiprofesionales para tenerlas (pues de ello depende nuestra calificación), esta tarea puede rotarse entre el grupo de amigos para no volver más tediosa la de por sí ya monótona clase. Es muy importante enfatizar el no quedarnos solo con lo aprendido en estas diapositivas, y buscarse el tiempo de leer estos temas en algún libro de consulta, esto le ayudará a tener un panorama más amplio del tema. Además, quien preparó sus clases de manera tan dedicada, ~~bajó la presentación de Slideshare 10 minutos antes~~, como este docente seguro que abarco todo lo esencial ¿no?

2) El delegador

Este docente gusta de escuchar hablar a los alumnos y cree fielmente en la máxima de que quien enseña aprende dos veces. Por lo tanto, será típico que el primer día de clase se de a la tarea de repartir los temas entre los alumnos y posteriormente se dedique a escuchar "con atención" las exposiciones y agregar, en ocasiones, algo para enriquecer el tema.
Rareza: muy común

Estrategia: puesto que serán nuestros compañeros, virtuales novicios en el tema que expondrán, quienes darán la clase, lo más adecuado es ignorar por completo las diapositivas (a menos que se indique que en ello se basará el examen) y leer el tema de antemano para aprovechar un poco más la exposición. Fuera de esto nos ceñiremos a la estrategia del caso anterior, estudiaremos como si no hubiese clase alguna e intentaremos resolver dudas con el docente el día de la clase determinada.

3) El socrático

También conocido como el corchador u otras alegorías fálicas, se trata de aquel profesor que hace preguntas de particular dificultad, su hábitat natural son los hospitales, aunque no por ello dejaremos de encontrárnoslo en la facultad. Existen los que preguntan por preguntar hasta llegar a la pregunta imposible y están aquellos con un método un poco más socrático que esperan que nosotros lleguemos a las respuestas sin necesariamente dárnoslas, este último tipo es un poco menos sádico que el anterior, pero a ambos puede sacárseles provecho siempre y cuando se haya estudiado lo suficiente.
Rareza: intermedio

Estrategia: este tipo de profesor tiene frecuentemente su fama en el hospital o facultad donde labora por lo que es fácil de identificar y de prepararse para ello. Ante este docente no hay pierde, hay que prepararse lo mejor posible y a su vez entender que no es el peor escenario del mundo el equivocarse o llegar al punto de no poder contestar, es natural que alguien que lleva al menos 10 años más que usted estudiando un tema sepa mucho más que usted, al contrario, utilícelo para motivarse y a su vez, autoevaluarse, a pesar de que en muchas ocasiones las preguntas no tienen tanto el fin pedagógico, eso no quita que se pueda tratar de información valiosa.

4) El docente de oro

Aquel que todos aman y valoran, suele haber al menos uno en cada facultad y sorprendentemente no siempre se trata de aquel con una extensa formación en pedagogía, sino de aquel que verdaderamente ama enseñar y busca siempre mejorar sin perjudicar al alumno o cumplir una función autoasignada de colador. Normalmente, aunque no siempre, suele tratarse de docentes de mayor edad y varios años de experiencia que pueden tener batallas épicas con los proyectores y cables HDMI. Normalmente lo único que requiere para dar una excelente clase son unos plumones y un pizarrón.

Rareza: muy raro
Estrategia: Es poco lo que hay que decir aquí, prepárese con antelación para sus clases y aproveche al máximo sus clases con él, utilice las clases para resolver sus dudas y no caiga en la tentación de intentar mostrar su brillantez cual supernova. Recuerde que el tiempo es un recurso valiosísimo. Si hay más de uno en su facultad, identifíquelo de antemano e intente meter la mayor cantidad de materias posibles con él.

5) El trasatlántico
Se trata de aquel docente caracterizado por tener exámenes muy sencillos y poder sacar buenas calificaciones a veces virtualmente con existir, es conocido así porque cursar sus materias es precisamente como un pase en un crucero de vacaciones. Al ser tan fácil, es un maestro que suele tener las clases abarrotadas y dar una alta valoración a aspectos como asistencia o "participación".
Rareza: común

Estrategia: No es malo utilizar la estrategia y escoger a uno de estos docentes de vez en cuando. Sin embargo, nunca se quede solo con lo aprendido en clase como "lo mínimo necesario" de la materia, estudie por su cuenta y si le es posible entre de oyente a clases de profesores "menos barcos" a final de cuentas se cumple la eterna máxima de que "hay que estudiar para la vida y no para los exámenes".

6) El antipedagógico
Se trata de aquel docente nefasto que se precia de "no ser barco" y tener un porcentaje desproporcionadamente alto de reprobados aludiendo a la "dificultad" de sus clases y que suele ser particularmente grosero y arrogante. Este es un profesor que muchos de sus compañeros alardearán de poder "pasar" con ellos, no caiga en esta trampa, detrás del semestre o año que pase con este individuo solo habrá momentos de estrés y generalmente poco aprendizaje. Un profesor puede ser estricto, sí, pero si su objetivo más que enseñar es reprobar, explíqueme usted qué ventaja tiene de llevar la materia que sea con él, créame, a nadie le interesará que en primer semestre haya sido uno de los seis que pasaron bioquímica con "X".
Rareza: más común de lo que debería de ser

Estrategia: Evítelo cual saludo de mano de paciente con sífilis secundaria. No hay méritos en llevarlo, no suele haber aprendizaje, pero lo que sí suele haber es el dedicarle una cantidad absurda de tiempo a adquirir los conocimientos híperprecisos (y generalmente bastante inútiles) que exige este tipo de docente. En todas las facultades los hay y son bien conocidos y son precisamente la versión complementaria del docente de oro (y no del barco como ellos piensan). En caso de que por azares del destino o su propia obstinación decida llevar materias con él, prepárese para exámenes abiertos sorpresa, realización de preguntas de temas no enseñados y generalmente una gran cantidad de estrés porque suelen encantarle las evaluaciones orales frente a todo el grupo.

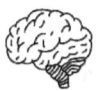

13
LOS ESTADIOS EVOLUTIVOS DEL MÉDICO

Estudiante médico
La célula totipotencial, la capacidad de hacer y ser lo que sea sin, por el momento, apenas saber nada. Disfrute este estadio porque seguramente, nunca será tan feliz y tendrá tanto tiempo libre como en esta etapa, aunque parezca mentira. Disfrute sus triunfos y aprenda de sus derrotas y, finalmente, no olvide que antes de ser médico es un ser humano. Duerma mucho (en serio).

Médico Interno de Pregrado
Ha llegado el momento, comienzan a decirle doctor (sin doctorado, claro…) y empieza a adquirir habilidades clínicas del mundo real. Este es el momento en que por primera vez nos sentimos como médicos y, sin embargo, es también el momento en que nos sentimos más inútiles porque comenzamos a ser conscientes de nuestra propia ignorancia. Es una etapa difícil y a la vez que para muchos nunca se volverá a repetir (el estar en un hospital de segundo o tercer nivel), creo que no hay puntos medios o lo odia o lo ama. Es en este punto cuando se comienzan a echar de menos las horas de sueño perdidas, así como dijera Juan Gabriel, sobre aviso no hay engaño.

Médico Pasante de Servicio Social
Se levanta el manto mágico de protección que tuvimos durante nuestro internado, este es un duro aterrizaje para muchos donde nos enfrentamos a las necesidades reales de pacientes y a la falta de medicamentos y tratamientos idóneos. Para muchos es también la primera vez que están a cargo al 100% de un tratamiento y donde depende de usted y su conocimiento la recuperación o correcta canalización de un paciente. Es al mismo tiempo reconfortante (cuando funciona) y estresante (cuando no lo hace), sin embargo, le aseguro que será toda una experiencia de vida, particularmente si usted toda su vida se ha mantenido en la burbuja del nivel socioeconómico medio o alto. En algunos países de Sudamérica se conoce como el año rural.

Médico general
Puede ser partero o médico cirujano, pero el trasfondo es el mismo. Vengan las frías garras del desempleo, para muchos este es su estadio final y para otros es una etapa de transición hacia la especialidad médica o maestría. Es por mucho uno de los estadios menos apreciados por la sociedad y el gremio (e irónicamente el indiscutiblemente más útil para el sector médico), si usted se encuentra aquí no está mal ser un médico general, no es menos que nadie y es una decisión personal el mantenerse aquí o seguirse formando. Lo que sí puedo afirmar, y con conocimiento de causa, es que el mercado laboral para el médico general es, en muchas ocasiones, precario y expuesto a grandes peligros e incertidumbre. Advertidos quedan.

Médico residente
El momento de regresar a una especie de internado por el desgaste físico y emocional, pero con un grado de responsabilidad y exigencia mucho mayor, todo esto con el fin de ser un flamante médico especialista. En esta etapa se van muchos pelos de la frente y muchos de los mejores óvulos ¿valdrá la pena? Solo usted lo sabrá al final del viaje.

Médico especialista
Aquí termina por fin todo ¿o no? Ya se encuentra en sus treintas, cuenta con un trabajo estable y excelentes oportunidades laborales, probablemente decida trabajar en el sector público y el privado. Pero espere, existen las subespecialidades y las altas especialidades ¿continuará este descenso al inframundo?

Médico subespecialista/ con alta especialidad
Es parte de un muy selecto grupo de un altísimo grado de formación y especialización, probablemente solo atienda la retina derecha de los pacientes pelirrojos. Se encuentra perfectamente actualizado y por lo general solo puede actuar en hospitales de tercer nivel e institutos nacionales, es admirado y respetado por colegas y pacientes, pero hay un pequeño detalle. Un día después de su graduación salieron 3000 artículos nuevos de su especialidad, 500 de su subespecialidad y 45 de una patología específica que usted atiende así que el descenso continúa cual castigo de Sísifo, el médico es el eterno estudiante y como todo regresa a sus orígenes, comenzamos como estudiantes y moriremos como estudiantes ¿hay algo más fascinante que eso?
.

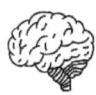

14
CARTA DE DESPEDIDA

Así que ha llegado hasta el final de este manual ¿pude transmitirle alguna información útil? Espero que sí y que le haya hecho reír al menos uno de mis comentarios sarcásticos. No toda la vida médica es tan cínica como parece, pero también le puedo asegurar, que es bastante diferente del ideal que usted tenía cuando ingresó a estudiar esta carrera ¿es eso algo necesariamente malo? Dejaré que en algunos años usted se responda a sí mismo.

Le propongo este ejercicio, tome una hoja blanca y escriba sus propósitos como médico a corto, largo y mediano plazo, pero también, escriba sus expectativas a nivel personal, las cuales seguro serán más importantes. Guarde este papel y váyalo revisando cada par de años, le deseo de corazón que todas esas expectativas y planes se cumplan ¿quiere saber uno de mis planes cuando fui estudiante? Lo tiene en sus manos en este momento, siempre quise escribir un libro que ayudara a los estudiantes, la primera parte ya se cumplió, el que los ayude está en veremos, pero si fue el caso los invito a mandarme un mensaje en mis redes sociales, les aseguro que me tomaré el tiempo de contestarles.

Finalmente le agradezco por acompañarme en este manual que comenzó a escribirse desde el día que puse un pie en la facultad de medicina, ese día en que nos pasaron al pizarrón a escribir una palabra que definiera cómo nos sentíamos en nuestro primer día "como médicos". Mis compañeros y futuros colegas escribieron diferentes palabras muy creativas como: orgullo, emoción, alegría, incluso hubo un futuro cómico que escribió delicia ¿quiere saber que escribió este hombre arrogante y cínico? Escribí aburrimiento, posteriormente todos debían pasar a circular en rojo la palabra con la que estuviesen de acuerdo, sobra decir quién perdió el concurso de popularidad, así que heme ahí, haciendo amigos como siempre.

¿Sabe por qué escribí aburrimiento? Porque yo ya quería estar aprendiendo algo sobre medicina y no enterándome de qué sentían mis futuros colegas, ese día no aprendí el valor de la empatía, pero el viaje que inicié en la facultad sí que me hizo crecer como persona y finalmente, entender el valor de saber cómo se sienten los demás, particularmente cuando los demás son ese paciente que usted tiene frente a sí y que pone su vulnerabilidad en sus manos para que lo cure o, por lo menos, lo haga sentir mejor. Prepárese académicamente para ser el mejor médico, pero nunca olvide ese factor que nos vuelve la más científica de las humanidades, el factor humano.

Le deseo un excelente viaje con Caronte por este lago Estigia sin fin que es la medicina, espero haberle ayudado en su viaje personal y que volvamos a establecer este maravilloso vínculo que se genera al leer un libro.

Con mucho cariño,
Dr. Mijail Alejandro Tapia Moreno (Doctor sin doctorado)

"La medicina es la más humana de las artes, la más artística de las ciencias y la más científica de las humanidades." Edmund D. Pellegrino

Anexo A
Lista de libros del Dr. Tapia

Esta lista de libros comprende tanto títulos nacionales (México) como internacionales, me cuidé de siempre ofrecer una opción internacional que espero puedan adquirir, en caso de que así lo deseen, los lectores internacionales ¡Feliz lectura!

Anatomía: Moore, Gray, Sobotta y Tortora
Biología molecular: Chandar y Lodish
Bioquímica: Lehninger, Harper y Laguna
Cardiología: Guadalajara y Braunwald
Cirugía: Schwartz y Fischer´s
Dermatología: Arenas, Amado-Saul y Bolognia
Endocrinología: Williams y Greenspan
Embriología: Langman y Moore
Farmacología: Rang-Dale, Katzung y Goodman-Gilman
Genética humana: Thompson y Emery
Ginecología y Obstetricia: Williams
Hematología: Williams y Jaime-Pérez
Histología: Junqueira, Geneser y Ross
Inmunología: Abbas y Kuby
Fisiología: Best & Taylor, Guyton y Boron
Medicina Interna: Harrison y Farreras-Rozman
Microbiología: Murray y Jawetz
Nefrología: Brenner y Moinuddin
Neumología: West y Walther
Neurología: Adams y Zarranz
Neuroanatomía: Snell y Afifi
Oftalmología: Graue y Vaughan
Oncología: Herrera y Creasman
ORL: Cummings y Alegría
Patología: Robbins, Mohan y Netter
Pediatría: Nelson y Manual de Pediatría de Hospital Infantil de México
Psiquiatría: Kaplan, DSM
Radiología: Herring y Chan
Reumatología: Duró, Kelley y Washington
Semiología: Suros, Bates y Mosby
Urología: Smith, Campbell, Oxford Handbook

Anexo B

Recursos electrónicos útiles para estudiantes
Aquí agrupo páginas y aplicaciones útiles tanto para médicos en formación como para profesionales.
Sitios web
Consulta general
medscape.com
msdmanuals.com/es-mx/
medlineplus.gov/spanish/
medsbla.com/
Farmacopea
medicamentosplm.com/
e-lactancia.org/

Casos clínicos
nejm.org/multimedia/interactive-medical-case

Aplicaciones (para Android y IOS)
Generales
Medscape, Epocrates, i-Doctus y Manual MSD

Imágenes
Figure1, visualDx y Dermatology Atlas

Farmacopea
DosisPedia, MiVademecum, PLM móvil y guía farmacológica

Casos clínicos
Clinical sense, Prognosis your Diagnosis, inSimu Patient, Resucitation y Shortcases in Medicine

Videos
Lecturio, Osmosis Med, Medizzy, Amboss y Dr. Najeeb

Anexo C
Manuales publicados

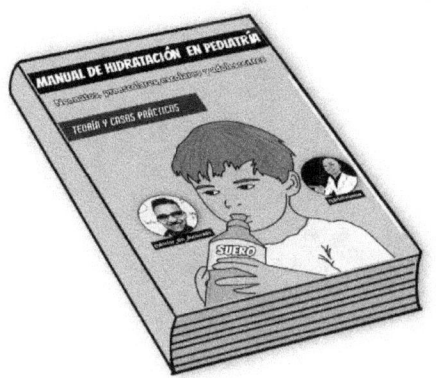

Manual de hidratación en Pediatría (junto con Dr. Felix)
Con este manual aprenderás aspectos básicos y avanzados de la hidratación en pediatría, desde los aspectos teóricos esenciales hasta la evaluación práctica de los cálculos matemáticos básicos. Basado en bibliografía científica. Informes en mi perfil de Instagram

Columnas
Colaboración mensual con Medsbla en español

Perfiles en redes sociales

Instagram
@doctor_sin_doctorado
Infografías, exámenes interactivos y clases en vivo
Facebook
@doctorsindoctorado
Infografías, memes y videos médicos
Twitter
@doctorsinPhD
Tweets médicos cortos y memes

Youtube
Doctor sin doctorado
Videos semanales de temáticas médicas y técnicas de estudio

Podcast
Pseudociencias y otros demonios (junto con Dra. Moon)
Episodios semanales disponibles en Spotify, Google Podcast, Apple Podcast y Anchor

Manuales en proceso de publicación
Autoevaluación: Anatomía
Manual de interpretación de estudios de laboratorio
Manual de farmacología simplificada: Antibióticos
Mnemomed

ACERCA DEL AUTOR

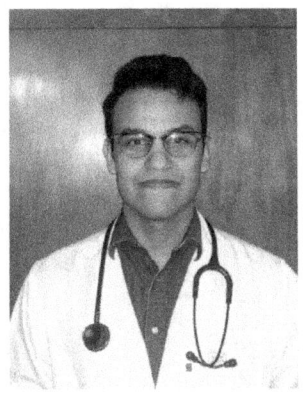

Mijail Alejandro Tapia Moreno (Ciudad de México, 1992). Médico Cirujano egresado de la Universidad Anáhuac, coordinador del departamento de educación y comunicación de BINCA (Bioética Clínica y Neuroética Anáhuac). Es autor de artículos sobre neurociencias y bioética en revistas nacionales e internacionales. En 2016 abrió un canal de Youtube llamado originalmente "Medicina Fácil" y que posteriormente pasó a ser "Doctor sin doctorado" donde crea contenido médico educativo en español. Aspira a algún día ser un doctor con doctorado.

www.ingramcontent.com/pod-product-compliance
Lightning Source LLC
Chambersburg PA
CBHW071121240526
45465CB00022B/746